AUGENPFLEGE.

AUGENPFLEGE.

VON

PROFESSOR DR. ELSCHNIG,

K. K. UNIVERSITÄTS-PROFESSOR
UND VORSTAND DER DEUTSCHEN UNIV.-AUGENKLINIK IN PRAG.

MIT 21 ABBILDUNGEN IM TEXT.

1915

Springer-Verlag Berlin Heidelberg GmbH

ISBN 978-3-662-34403-3   ISBN 978-3-662-34674-7 (eBook)
DOI 10.1007/978-3-662-34674-7

Inhalt.

Vorwort.

In den vorliegenden Hilfsbüchern für Krankenpfleger ist die Augenpflege kaum berücksichtigt. Ich wurde deshalb von verschiedenen Seiten aufgefordert, die Ausführungen über Augenpflege, welche ich zur Ergänzung der medizinischen und chirurgischen Ausbildung in den Krankenpflegekursen vorgebracht, gesondert herauszugeben. Im vorliegenden Büchlein ist diesem Wunsche Rechnung getragen, und glaube ich mich der Erwartung hingeben zu können, daß dasselbe als Ergänzung der Lehrbücher über Krankenpflege Verwendung finden wird.

Prag, im Oktober 1914.

Der Verfasser.

I. Kapitel.

Einleitung.

Das Sehorgan besteht aus dem Augapfel, dem Sehnerven, der Ausstrahlung des Sehnerven (Sehbahn) ins Gehirn und dem Sehzentrum (im Hinterhauptslappen des Großhirnes), in das die Sehbahn einstrahlt. Nur ein kleinster Teil des Sehorganes ist bei Betrachtung des Gesichtes wahrnehmbar. Der Augapfel ist in die knöcherne Augenhöhle eingebettet und durch die Augenlider so gedeckt, daß nur etwa ein Dritteil desselben bei geöffneter Lidspalte dem Beschauer freiliegt (Fig. 1); sind die Lider geschlossen, so ist überhaupt nichts von ihm sichtbar.

Die Augenlider werden durch den Ringmuskel der Lider (mittels des Gesichtsnerven, der auch die ganze mimische Gesichtsmuskulatur versorgt) geschlossen, durch den Heber des Oberlides geöffnet. Die Bewegung des Augapfels wird durch die Augenmuskeln bewirkt; außer diesem ist noch die Tränendrüse in die Augenhöhle eingebettet (außen-oben-vorn, siehe Fig. 1).

An der Spitze der Augenhöhle tritt der Sehnerv durch einen Knochenkanal an die Schädelbasis, verbindet sich mit dem Sehnerven des zweiten Auges und tritt dann, wieder geteilt, als Sehbahn in die Basis des Großhirnes ein, um im Sehzentrum zu enden. Ebenso treten durch eine Spalte an der Spitze der Augenhöhle die Nerven für die Versorgung der Augenmuskeln und die Empfindungsnerven in die Augenhöhle von der Schädelbasis her ein; durch dieselbe Spalte passieren die Blutgefäße für die Gebilde der Augenhöhle.

Der Augapfel besteht aus der harten oder weißen Haut (Sklera), der im vorderen Pole die durchsichtige stärker gekrümmte Hornhaut aufgesetzt ist, als formgebenden Teilen, in deren Innerem die dem Sehakte dienenden Augenmembranen und die der Lichtbrechung dienenden Teile eingelagert sind: der Sklera liegt die

Figur 1.

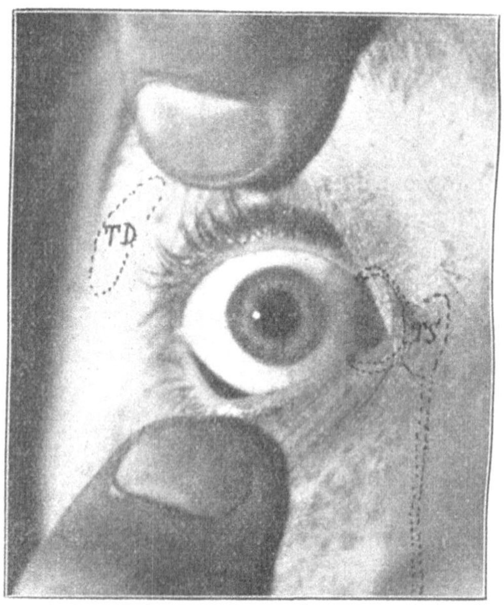

TD Lage der Tränendrüse. *TS* Lage der tränenableitenden Wege (Tränenröhrchen, Tränensack, Tränennasengang).

Aderhaut an, die am Hornhautrande in die Regenbogenhaut übergeht; dieser folgt nach innen zu die Netzhaut. Bei Betrachtung von außen sieht man durch die nur in Profilansicht wahrnehmbare, bei Betrachtung von vorn nur am Lichtreflexe erkennbare Hornhaut die farbige Regenbogenhaut mit ihrer zentral gelegenen Lücke, der Pupille, welche deshalb schwarz erscheint, weil alles

durch sie ins Auge eindringende Licht wieder zur Lichtquelle zurückreflektiert wird.

Hinter der Regenbogenhaut liegt die Kristallinse,
der Raum zwischen Regenbogenhaut und Hornhaut ist
mit der wässerigen Feuchtigkeit, der Raum hinter der
Linse mit dem Glaskörper ausgefüllt.

Die Hornhaut und die Kristallinse entwerfen von den
Gegenständen der Außenwelt umgekehrte Bilder auf der
Netzhaut. Der die Netzhaut hierbei treffende Lichtreiz
wird in eine Nervenerregung umgesetzt, welche sich durch
den Sehnerven und die Sehbahn zum Sehzentrum fort-
pflanzt, und dadurch zum bewußten Sehen und Erkennen
führt.

Zum deutlichen Sehen ist also notwendig:

1. Die Entwerfung eines scharfen Bildes der gesehenen
Gegenstände auf der Netzhaut; unscharfe Bilder vermitteln
undeutliche Seheindrücke.

2. Umsetzung des Lichtreizes in der Netzhaut in
Nervenerregung.

3. Fortleitung dieser Erregung zum Sehzentrum.

4. Normale Funktion des Sehzentrums und aller
seiner Verbindungen mit jenen Teilen der Hirnrinde,
welche die Gefühls-, Gehörs-, Geruchs- und Geschmacks-
eindrücke vermitteln, durch deren Miterregung also der
Gegenstand auf Grund der verschiedenen Erinnerungs-
bilder erkannt oder wiedererkannt werden kann. Zum
deutlichen Sehen der Tiefendimensionen im Raume ist
endlich noch das Zusammenwirken beider Augen, das
beidäugige Sehen, nötig.

Das normale Auge (Emmetropie) sieht im ruhenden
Zustande Gegenstände deutlich, welche sich in grosser
Entfernung (unendliche Entfernung) befinden; das kurzsichtige Auge (Myopie) sieht nur Gegenstände, die in
endlicher Entfernung vom Auge liegen; endlich das über-

sichtige Auge (Hypermetropie) kann nur mit Konvexlinse deutlich sehen. Solange das Auge jung ist, kann es willkürlich die Krümmung der Kristallinse vermehren, sich also gleichsam Konvexlinsen vorsetzen; durch diesen Vorgang, Akkommodation genannt, kann also das jugendliche normale ebenso das übersichtige Auge auch in der Nähe deutlich sehen; im höheren Alter leidet die Akkommodation Mangel, das normale Auge benötigt dann zum Nahesehen Konvexgläser, es ist „weitsichtig" geworden.

Der Kurzsichtige braucht zum deutlichen Sehen in der Ferne Konkavgläser, der Uebersichtige dann, wenn die Akkommodation mangelhaft ist, Konvexgläser; nur der Augenarzt, welcher mit dem Augenspiegel den Brechungszustand des Auges objektiv feststellen kann, ist imstande, richtig passende Augengläser zu verordnen.

Durch unregelmäßige Lichtbrechung der Hornhaut (angeboren oder erworben) oder der Kristallinse entsteht der Astigmatismus, zu dessen Korrektion besondere Linsen (Zylindergläser) nötig sind.

Blind nennen wir ein Auge nur dann, wenn es auch nicht mehr hell und dunkel unterscheiden kann. Erblindung tritt also ein, wenn die Netzhaut oder der Sehnerv zerstört ist; zufolge der Eigenartigkeit der Verbindung beider Sehnerven bewirkt Zerstörung einer Sehbahn oder eines Sehzentrums nicht Blindheit eines Auges, sondern nur Ausfall des Sehens in einer seitlichen Hälfte unseres Sehfeldes: bei Zerstörung des rechten Sehzentrums fehlen (beim Blick geradeaus) alle Gesichtseindrücke in der linken Hälfte des Sehfeldes, bei Zerstörung des linken Sehzentrums alle Gesichtswahrnehmungen in der rechten Hälfte des Sehfeldes. Sind beide Sehzentren zerstört (z. B. durch einen heftigen Schlag aufs Hinterhaupt), so sind beide Augen blind.

Zerstörung der Hornhaut oder Trübung derselben oder der brechenden Medien des Auges (Kristallinse, Star) erzeugen nicht völlige Blindheit, sondern es bleibt noch die Fähigkeit, hell und dunkel zu unterscheiden, erhalten.

Um das Auge vor äußeren Schädlichkeiten zu bewahren, dienen die Schutzapparate des Augapfels: die Augenlider, die Bindehaut und die Tränenorgane.

Die Augenlider, mit den an ihrem Rande gelegenen Wimpern, sind an ihrer Innenfläche mit der Lidbindehaut bekleidet, welche sich an der Wurzel des Lides zum Augapfel umschlägt und diesen bis zum Rande der durchsichtigen Hornhaut bekleidet. Die Tränendrüse liegt, wie erwähnt, in der Augenhöhle vom äußeren oberen (knöchernen) Augenhöhlenrande gedeckt; die Tränen fließen an dieser Stelle in den Bindehautsack, bespülen die Augapfeloberfläche, sammeln sich im inneren Lidwinkel und werden durch die am inneren Ende der Lidränder mündenden Tränenröhrchen (Fig. 1) in den unter der Haut des inneren Augenwinkels gelegenen Tränensack (TS), von da durch einen engen Kanal, den Tränennasengang, in die Nase abgeführt. Durch jede Berührung der Wimpern oder der Augapfeloberfläche, solange die Empfindungsnerven und der Lidschließmuskel normal sind, wird ein reflektorischer Lidschluß (Blinzeln genannt, wenn er kurz dauert) ausgelöst, sowie eine Vermehrung der Tränenabsonderung; dadurch wird die Augapfeloberfläche intakt erhalten. Fehlt dieser Reflexvorgang, ist die Hornhaut durch längere Zeit der Austrocknung oder Beschädigung durch Staubpartikel usw. ausgesetzt, so leidet sie unter Umständen dauernden Schaden: Entzündung, Geschwürsbildung und schließlich Vernarbung der Hornhaut, somit Herabsetzung des Sehens eventuell bis auf Lichtschein sind die Folge.

Der Schutz der Netzhaut gegen Blendung ist durch die Pupillenbewegung gegeben. Normalerweise sind beide Pupillen eines Individuums gleich weit. Von der Sehbahn im Gehirne zweigen Nervenzweige ab, welche schließlich in die Muskulatur der Regenbogenhaut übergehen; dadurch bewirkt jeder die Netzhaut treffende Lichtreiz eine Verengerung der Pupille (Lichtreaktion). Bei heftigem Lichtreize erfolgt auch ein Schluß der Lidspalte.

II. Kapitel.

Allgemeine Augenpflege.

Das normale Auge des Gesunden bedarf kaum einer
Pflege. Da alle Gewebe und Organe eines kranken Individuums weniger widerstandsfähig, empfindlicher sind als
die eines Gesunden, so ist auch das gesunde Auge des
Schwerkranken äußeren Schädlichkeiten gegenüber weniger
widerstandsfähig und bedarf daher einer besonderen Beachtung.

1. Beleuchtung des Krankenzimmers.

Das Krankenbett hat so zu stehen, daß der Kranke
mit den Beinen vom Fenster abgekehrt ist, somit bei ge-
öffneten Augen weder in liegender noch in sitzender
Stellung gegen das helle Fenster blickt. Direktes Sonnenlicht soll niemals auf das Gesicht fallen; es ist durch
wenig durchlässige Vorhänge (gelblicher oder grünlicher
Kattun) vom Krankenzimmer abzuhalten.

Die Wände von Zimmern, deren Fenster direkt der
Sonnenbestrahlung ausgesetzt sind, sollen nicht hellweiß
gefärbt sein. Wird eine helle Farbe reinlichkeitshalber
bzw. um jede Verunreinigung besser sehen zu können,
bevorzugt, so soll den Wänden eine hellgraue Farbe gegeben werden. Auch das durch das Fenster einfallende, von
der Wand reflektierte Sonnenlicht blendet den in diese
Richtung hin blickenden Kranken.

Die beste künstliche Beleuchtung für das Krankenzimmer ist die elektrische. Die hohe Lichtstärke der
modernen Metallfadenlampen und der Umstand, daß sie

reich an das Auge schädigenden Lichtstrahlen sind, lassen
es erforderlich erscheinen, daß niemals nackte Birnen zur
elektrischen Krankenzimmerbeleuchtung verwendet werden.
Für die gewöhnliche Zimmerbeleuchtung sind an der
Zimmerdecke angebrachte elektrische Lampen, allenfalls
auf mehrere Stellen der Zimmerdecke verteilt, die ideale
Beleuchtung; im Krankenzimmern jedoch, wo die nackten
Birnen dann wieder dem liegenden Kranken direkt sichtbar
sind, ist auch die gewöhnliche Deckenbeleuchtung un-
hygienisch. Die beste, aber gleichzeitig verschwenderischste

Figur 2.

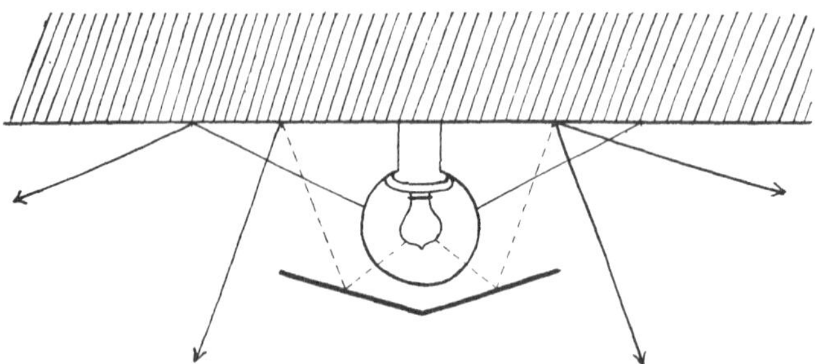

Indirekte Deckenbeleuchtung.

Beleuchtung (wegen der starken Lichtabsorption) ist das
indirekte Deckenlicht: Das Licht stärkerer elektrischer
Lampen (niemals Bogenlampen) wird durch einen licht-
undurchlässigen, weißen Schirm gegen die Zimmerdecke
reflektiert, sodaß diese eigentlich als diffuse Lichtquelle
dient. (Fig. 2.) Ebenso verschwenderisch, aber ebenso
hygienisch sind ringsum in einer Kerbe der Wand, nahe
der Zimmerdecke angebrachte elektrische Lampen, die
gleichfalls von keiner Stelle aus direkt sichtbar sind.
Wegen der beträchtlichen Lichtverschwendung sind sie
aber für Krankenzimmer in der Regel nicht verwendbar.
Empfehlenswert sind da am elektrischen Kabel hängende

Glühlampen, von einem Schirm gedeckt, deren Licht durch
einen Stoffvorhang oder durch Seidenpapier abgeblendet
wird. Uebrigens sollen alle hellbrennenden, der Zimmerbeleuchtung dienenden Lampen, auch Petroleum- oder
Gaslampen mit einem Seidenpapierschirm von grauer oder
grünlicher Farbe oder gleichen Seidenvorhängen versehen
werden; oder man hängt einen zweiten undurchbohrten,
runden Lampenschirm so unter die Glühbirne, daß diese
von der Höhlung des Schirmes verdeckt wird. Sollte noch
Gasbeleuchtung in einem Krankenzimmer vorhanden sein
(es sind nur mit Zylinder gedeckte Lampen [Argand-
brenner, Auerlampen, besonders zu empfehlen die „hängenden
Auerlampen"] brauchbar, offene „Schnittbrenner" wegen
der Unruhe der Flamme unter allen Umständen zu ver-
werfen), so sollen auch diese mit Papierschirmen um-
geben werden (Achtung, feuergefährlich!) Für die Einzel-
beleuchtung (Nachtkastenlampen) sollen nur elektrische
Lampen von 10—16 Kerzen, wenn möglich matte Birnen
verwendet werden, die so angebracht sind, daß der Kranke
nicht direkt in das Licht sehen kann.

2. Augenarbeit.

Lesen und Schreiben, ebenso feinere Näh- oder
Stickereiarbeiten sind bettlägerigen Kranken nur in be-
schränktem Maße und nur bei guter Beleuchtung zu ge-
statten. Niemals sollen sie auf der Seite liegend lesen,
sondern nur halbsitzend in aufrechter Kopfhaltung, die
Lichtquelle höher als der Kopf und hinter demselben.
Sehr bequem sind die bekannten Betttische, die ge-
neigt und in solche Höhe gebracht werden können,
daß das Buch eine der Körperhaltung entsprechende
Stellung einnehme. Für nichtbettlägerige Kranke ist jede
Augenarbeit im Bett, besonders des Abends, als grober
Unfug zu untersagen. Schwerkranken soll man das Lesen

nie länger als etwa 2—3 Stunden im Tage, und dies nur mit Unterbrechungen gestatten. Nach größeren Mahlzeiten soll nicht gelesen oder geschrieben werden. In der Regel kann der Kranke selbst erkennen, wieviel Augenarbeit er ohne Schaden leisten darf: Sobald das Auge empfindlich wird, tränt, brennt oder die Buchstaben verschwimmen, muß die Augenarbeit unterbrochen werden. Findet dies regelmässig nach kurzer Augenarbeit statt, so ist unter allen Umständen ein Augenarzt zu befragen, da dann oft entweder eine Augenkrankheit besteht oder eine Brille notwendig ist. Soweit Brillen zum Lesen oder Schreiben erforderlich sind, ist es Sache des Arztes, dieselben zu verordnen. Niemals sollte der Kranke, ebensowenig wie der Gesunde, ohne ärztlichen Rat nach freier Wahl Brillen benutzen!

3. Reinigung des Auges.

Das normale Auge bedarf keiner besonderen Reinigung. Beim Waschen des Gesichtes, je nach Gewohnheit mit kaltem oder warmem Wasser, wird das Auge genügend gereinigt. Die sog. Kneippschen Augenbäder (Eintauchen des Gesichtes in die Waschschüssel und Oeffnen des Auges unter Wasser) sind vielfach höchst schädlich, für gesunde Augen gleichgiltig, aber nicht nützlich. Gereinigt soll das Auge nur werden, wenn es äußerlich schon als krank sich erweist, was man gewöhnlich schon daran erkennt, daß die Augenlider nach dem Erwachen mit eingetrocknetem Sekret verklebt sind oder solches in Form von Krusten an den Augenwimpern oder im Augenwinkel angeklebt ist. Diese Absonderung rührt von einer Reizung oder Entzündung der Bindehaut her und soll nur dann, wenn die Lidhaut vollständig gesund ist, mit lauwarmem Wasser und Wattebäuschchen abgewaschen werden. Da besonders bei empfindlicher Haut alle Waschungen der

zarten Lidhaut zu Ekzem führen können, und da bei
Ekzem gleichfalls Schuppen- und Krustenbildung an der
Lidhaut auftritt, ist es besser, die Augen mit irgend einem
Fett (Lanolin, Vaselin oder Tafelöl) oder mit einem in
Benzin leicht befeuchteten Tupfer (Achtung, feuergefähr-
lich!) zu reinigen, sofern nicht vom Arzte schon andere
Anordnungen getroffen wurden.

Der oberste Grundsatz für den Pfleger soll
sein, daß er niemals ein Auge berührt, ohne sich
unmittelbar vorher die Hände gewaschen zu haben.
Auch wenn mehrere Augen nacheinander gepflegt werden
sollen, ist dazwischen unbedingt jedesmal vor Berührung
des nächsten Auges eine Reinigung der Hände vorzunehmen. Bei der Pflege von Kranken mit infektiösen
Augenleiden soll der Pfleger Gummihandschuhe verwenden
und trotzdem nach dem Berühren jedes Auges dieselben
wieder abspülen bzw. wechseln.

Die übliche Reinigung mit einem Fett wird derart
ausgeführt, daß man etwas Fett oder Oel auf den Ballen
des Zeigefingers der rechten Hand nimmt, über die geschlossenen Augenlider damit hinwegfährt, besonders an
den Seiten, wo die Krusten anhaften, während man mit
der zweiten Hand den Augenbrauenbogen leicht nach oben
zieht, um die Lidhaut auszuglätten. Durch leichtes Reiben
entfernt man die anhaftenden Krusten; mit Hydrophilgaze
oder Leinentupfern wird das überschüssige Fett entfernt.
Bei Verwendung von Watte ist sorgfältig darauf zu achten,
daß nicht Wattefäden in die Lidspalte gelangen oder an
den Wimpern haften bleiben.

Bei alten Leuten mit schlaffen Augenlidern, bei denen das
untere Augenlid oft auch von selbst herabsinkt und nach
außen gewendet wird, ist beim Reinigen des Auges nicht
vom inneren Winkel gegen den äußeren zu streichen, sondern umgekehrt vom äußeren gegen den inneren hin, so

daß das untere Augenlid gleichzeitig gehoben und an das Auge leicht angedrückt wird. Selbstverständlich ist jeder starke Druck auf das Auge sorgfältig zu vermeiden.

4. Augenpflege Schwerkranker.

Wie schon erwähnt, bedarf das Auge der Schwerkranken einer ganz besonderen Beachtung. In der Einleitung wurde angegeben, daß der Augapfel, die Hornhaut nur dann gesund erhalten werden können, wenn der normale Lidschlag (Blinzeln), die normale Befeuchtung der Augapfeloberfläche durch die Tränen, die normale Tränenabfuhr erfolgt, und wenn im Schlafe die Lider · bis zur Berührung genähert, die Lidspalte vollkommen geschlossen ist. Bei Schwerkranken kommt es vor, daß zufolge der Erschlaffung aller Gewebe die Lidspalte im Schlafe, bei bewußtlosen oder halbbewußten Kranken dauernd, etwas geöffnet bleibt, die Tränenabsonderung und der reflektorische Lidschlag aufgehoben ist, so daß beständig ein Teil des Auges den äußeren atmosphärischen Einflüssen (Austrocknung, Staub) ausgesetzt ist. Dadurch entstehen schwere Bindehautreizungen und Geschwürsbildungen an der Hornhaut, die zur vollständigen Zerstörung der Hornhaut führen können. Es kommt bei schlechter Krankenpflege vor, daß Schwerkranke nach ihrer Heilung eine dauernde Schädigung ihres Sehorganes oder sogar Erblindung behalten.

Bei derartigen Kranken mit mangelhaftem Lidschluß, wobei sich gewöhnlich schon im Beginne eine krankhafte Absonderung der Bindehaut (Schleim, Krustenbildung an den Lidrändern) zeigt, ist das Auge wiederholt im Tage mit sterilem Wasser, einer desinfizierenden Lösung oder Fett, je nach Vorschrift des Arztes, zu reinigen, die Lider im Schlafe so oft als möglich zu schließen oder das Auge namentlich über Nacht durch Schutzlappen vor Austrock-

nung und Schädigung zu bewahren. Am besten eignen
sich hierzu nach Art der Bartbinden angefertigte Augenbinden (Fig. 3) aus weißem Leinen oder Baumwollstoff,
die mit Glyzerin und Wasser befeuchtet, über Nacht angelegt werden. Die Binde ist 16 cm lang, 6 cm breit,
mit einer sattelartigen Verjüngung (Ausschnitt für die
Nase) in der Mitte, und wird mit je einem elastischen
Bande, das um jedes Ohr geschlungen ist, befestigt. Zeigt
sich stärkere Absonderung, so ist der Arzt auf die Augen
besonders aufmerksam zu machen.

Figur 3.

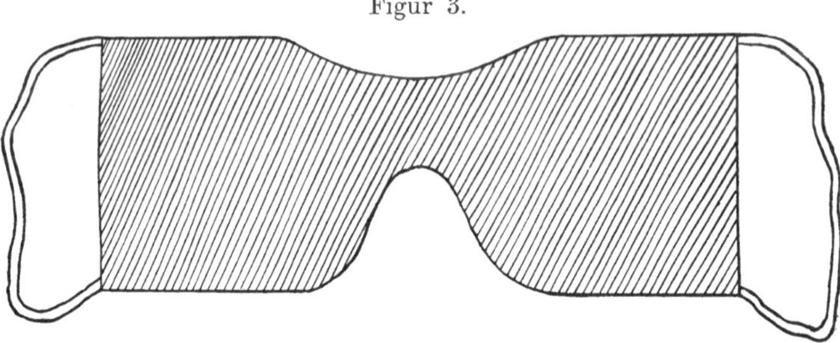

Augenschutzbinde.

Am stärksten gefährdet sind Augen, an welchen die
Empfindungsnerven (durch einen krankhaften Prozeß, durch
eine Verletzung) geschädigt sind, da zufolge der Unempfindlichkeit der Augapfeloberfläche auch von Leichtkranken
die beginnende Schädigung des Auges nicht bemerkt wird.
Die Gefahr ist noch erhöht, wenn zur Empfindungslähmung
noch eine Lähmung des Schließmuskels der Lider (halb-
seitige Gesichtslähmung z. B. durch Verletzung an der
Wange oder in der Gegend des Unterkieferwinkels) hin-
zutritt.

Auch der gegenteilige Zustand, allzu heftiger krank-
hafter Verschluß der Lider, der zur Einwärtsrollung des
Unterlides (Entropium) führt, kommt vor, in der Regel

aber nur an kranken Augen oder als Teilerscheinung von Gesichtskrampf (Tic). In solchen Fällen soll, so oft als möglich, das untere Lid leicht abgezogen und dadurch in richtige Stellung gebracht werden. Die weitere Pflege hat der Arzt anzuordnen.

Bei der Narkose ist ein ähnlicher Zustand der Unempfindlichkeit des Auges gegeben, wie bei Lähmung der Empfindungsnerven oder bei schwerkranken bewußtlosen Patienten. Die gebräuchliche Berührung der Hornhaut mit der Fingerkuppe zur Feststellung der genügenden Tiefe der Narkose bringt eine schwere Gefahr für das Auge mit sich, und ist unter allen Umständen zu unterlassen. Auch ist insbesondere darauf zu achten, daß die Lidspalte während der ganzen Dauer der Narkose geschlossen ist, und daß beim Auftropfen der Narkoseflüssigkeit nichts in die Augen gelangt.

III. Kapitel.

Spezielle Augenpflege.

1. Oeffnen der Lidspalte.

Wenn die Lidspalte künstlich geöffnet oder der Bindehautsack und die Augapfeloberfläche freigelegt werden soll
für irgendwelchen Eingriff von Seiten des Arztes, oder zur
Einbringung von Medikamenten, zu Spülungen u. dgl., so
ist in folgender Weise vorzugehen. Zuerst ist immer das
untere Augenlid abzuziehen und zu fixieren. Wenn der
Pfleger zur Seite des Kranken steht, ist am linken Auge
der Daumen der linken Hand, am rechten Auge der Daumen
der rechten Hand im äußeren Drittel des Unterlides nahe
dem Lidrande senkrecht anzulegen und das untere Augenlid
nach außen und unten abzuziehen. Der Daumen der
zweiten Hand wird im äußeren Drittel des Augenbrauen-
bogens so angelegt, daß das Gelenk zwischen dem ersten
und zweiten Fingergliede an den Augenbrauenbogen kommt,
und beim Abziehen des Lides nach außen und oben mit
dem Daumenballen, zuletzt mit der Fingerspitze der Rand
des Lides gegen den knöchernen Rand der Augenhöhle
angedrückt wird (Fig. 4). Es darf niemals mit dem Finger
bzw. durch das Lid ein Druck auf den Augapfel selbst
ausgeübt werden. Ist die Lidhaut feucht oder fett, so
legt man zuerst einen Hydrophilgazetupfer auf die Lidhaut,
und öffnet dann erst in derselben Weise mit beiden Daumen
die Lider. Nur bei reizlosem Auge ohne Lidkrampf kann
die Oeffnung der Lidspalte in der Weise geschehen, daß
der Daumen das untere Lid, der Zeigefinger derselben
Hand das obere Lid leicht abzieht.

Bei krampfhaftem Verschluß der Augenlider oder starker Schwellung derselben kann die Oeffnung der Lidspalte nur mit sogenannten Lidhaltern erfolgen. Sie soll nur nach Einträuflung eines Betäubungsmittels in das Auge (Kokain) vorgenommen werden und zwar nur unter Anleitung und in Gegenwart des Arztes.

Figur 4.

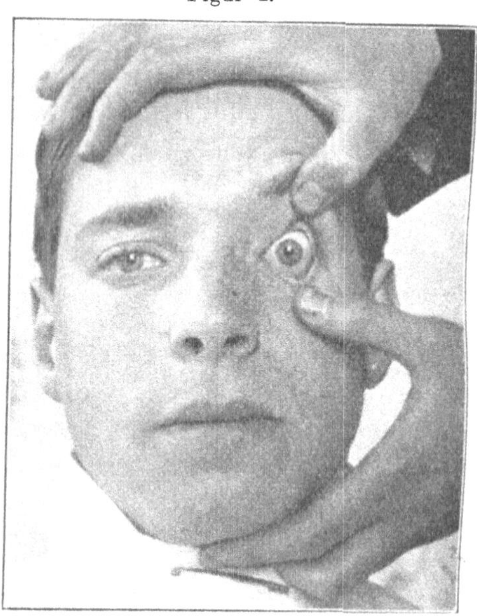

Zeigen sich beim Oeffnen der Lidspalte im äußeren Lidwinkel wunde Stellen, wie es bei Kindern so häufig vorkommt, so hat man beim Oeffnen der Lidspalte möglichst ein Aufreißen dieser Stellen zu vermeiden.

2. Umstülpen des oberen Lides.

Das Umstülpen des oberen Lides darf vom Pfleger nur in allerdringendsten Fällen und überhaupt nur dann ausgeführt werden, wenn keine

Wunde am Augapfel oder Geschwürsbildung an
der Hornhaut besteht, welche bei unvorsichtigem
Druck ein Platzen des Auges zur Folge haben
könnte. Der Kranke blickt stark nach unten; man faßt
mit Zeigefinger und Daumen der linken Hand die Wimpern
in der Mitte des Oberlides, hebt damit das Lid vom Augapfel ab und zieht es nach unten über das Unterlid hinweg,
drückt dann mit der rechten Hand mit einem Stäbchen
ungefähr in der Mitte des Abstandes zwischen Lidrand
und Augenbrauenbogen die Lidhaut leicht nach unten und
hebt mit den Fingern der linken Hand mittels der Wimpern
das Lid nach oben. Dann übernimmt die zweite Hand
mittels des Daumens den umgestülpten Lidrand und drückt
ihn leicht nach hinten und oben.

3. Einträufeln.

Bei willigen Kranken ist das Einträufeln außerordentlich
einfach. Der Kranke soll den Kopf nach hinten neigen
und zur Zimmerdecke emporblicken. Man zieht mit der
linken Hand das untere Lid ab, und spritzt aus einer
Entfernung von 2—3 cm mit dem Tropfglase mehrere
Tropfen der einzuträufelnden Flüssigkeit in den durch das
Abziehen freigelegten Bindehautsack (Fig. 5). Es empfiehlt
sich, das Abziehen des unteren Lides mittels eines vorher
aufgelegten Gaze- oder Wattebäuschchens vorzunehmen,
damit die Flüssigkeit nicht über die Kleider herabrinnt,
sondern aufgesaugt wird. — Ist eine stärkere Einwirkung
des Medikamentes erwünscht, so läßt man das Lid durch
einige Sekunden geöffnet. Nachdem der Kranke die Lidspalte geschlossen hat, wird die überschüssige Flüssigkeit
mit Hydrophilgaze oder Watte abgewischt. Bei krampfhaftem Lidschluß ist das Einträufeln oft sehr schwierig.
Es ist dazu häufig ein Oeffnen der Lidspalte nötig (s. S. 15),

wobei eine Person die Lidspalte öffnet, eine zweite die Einträuflung vornimmt, am besten am liegenden Kranken.

Bei Kindern oder sehr ängstlichen Leuten ist folgender Vorgang zu empfehlen: Der Kranke sitzt mit sehr stark zurückgeneigtem Kopfe oder befindet sich in horizontaler Lage; für das rechte Auge wird der Kopf nach links gedreht, und bei geschlossenen Lidern werden mehrere

Figur 5.

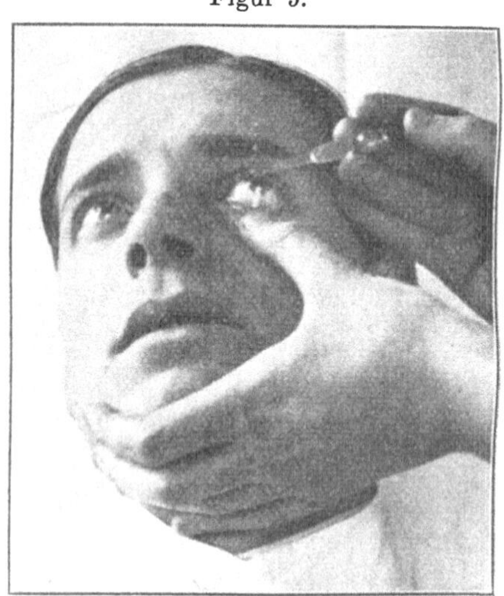

Tropfen Flüssigkeit in den inneren Augenwinkel geträufelt. Wenn nun der Kranke selbst oder unter Mithilfe des Pflegers das Auge öffnet, fließt die Flüssigkeit spontan ins Auge.

Das Tropfglas soll niemals die Augenwimpern oder die Augenlider berühren. Vor dem Einträufeln überzeugt man sich, ob das richtige Medikament verwendet wird. Es kommt nur zu häufig vor, daß z. B. Magentropfen, die ebenfalls in kleinen Fläschchen verordnet werden, ins Auge eingeträufelt werden und starke

Verätzungen erzeugen. Ebenso hat der Pfleger sich jedesmal davon zu überzeugen, daß das verwendete, ursprünglich
klare Augenwasser nicht trüb oder flockig (Schimmel-
bildung) geworden ist. Tropfgläser und Augenwasser, die
bei mehreren Kranken verwendet werden, sollen täglich
im Wasserbade sterilisiert werden, falls sie nicht des-
infizierende Flüssigkeiten enthalten.

Wenn der Kranke selbst das Einträufeln lernen muß,
so läßt man es in der Weise ausführen, daß der sitzende
Kranke den Kopf stark nach rückwärts neigt, sich mit
dem Zeigefinger und Mittelfinger der linken Hand das
Unterlid abzieht, gegen die Zimmerdecke blickt und dann
mit der rechten Hand das Tropfglas von oben her bis zu
einigen Zentimetern Entfernung vom Auge nähert und in
dieser Stellung einträufelt. Das vielfach empfohlene Einträufeln vor dem Spiegel ist für die meisten Kranken viel
schwieriger.

4. Ausspülen des Bindehautsackes.

Das Ausspülen des Bindehautsackes, welches bei infektiösen Augenentzündungen sehr häufig vorzunehmen ist,
kann entweder in derselben Weise wie das Einträufeln
unter Verwendung größerer Flüssigkeitsmengen, oder in
folgender Weise ausgeführt werden: Ein Pfleger öffnet in
der früher geschilderten Weise die Lidspalte oder legt die
Augapfeloberfläche durch Abziehen des oberen und unteren
Lides frei, während ein zweiter aus einer Undine (Fig. 6, 7)
oder mittels eines Kännchens oder eines Löffels die Spülflüssigkeit dem liegenden Kranken in den Bindehautsack
fließen läßt. Bei bestehendem Lidkrampf sind unbedingt
zwei Personen hierzu erforderlich; nur bei fehlendem Lidkrampf kann ein Pfleger mit der einen Hand (Zeigefinger
ans obere, Daumen ans untere Lid) die Lidspalte öffnen,
mit der anderen Hand ausspülen.

Figur 6.

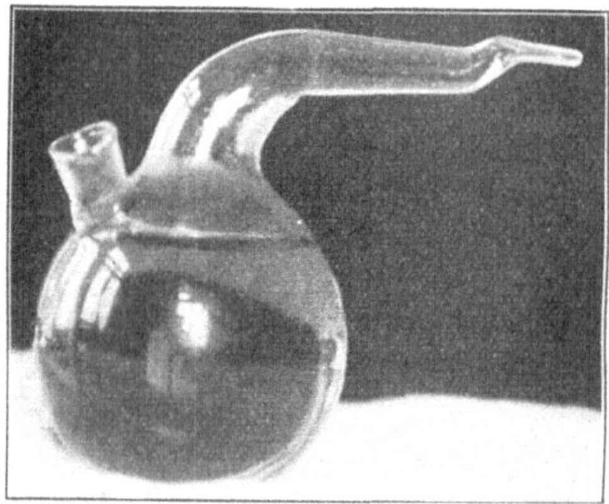

Figur 7.

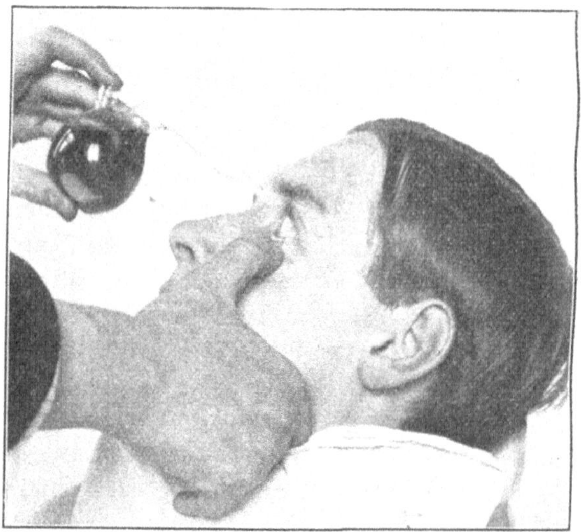

Ist Lidkrampf vorhanden, so ist sorgfältig darauf zu achten, daß die Lider nach Vollendung der Spülung wieder normal stehen, die Lidspalte also vollständig geschlossen wird und nicht etwa Wülste der Bindehaut vorgelagert bleiben. Kann der Pfleger nicht sofort den normalen Verschluß der Lidspalte bewirken, so ist sofort der Arzt zu holen.

Sind bei einem unruhigen Neugeborenen oder Säugling Augenausspülungen zu gebrauchen, so sind gewöhnlich gleichfalls zwei Pflegepersonen nötig: Der eine fixiert von rückwärts an dem liegenden Kinde durch die an die beiden Wangenseiten flach aufgelegten Hände den Kopf, wobei jeder Druck auf den weichen Schädel vermieden werden muß, der zweite Pfleger öffnet die Lidspalte und macht die Spülung. Der Kranke fängt dabei in einer an die Wange oder unter das Kinn gehaltenen Tasse die abfließende Flüssigkeit auf. Gerade bei Kindern ist besonders sorgfältig jede Berührung der Bindehaut und der Augapfeloberfläche mit Watte oder Hydrophilgazetupfern zu vermeiden.

Alle Spülflüssigkeiten müssen leicht erwärmt (25 bis 30° C) verwendet werden. Die Art der Spülflüssigkeit ist vom Arzte vorzuschreiben. Die gebräuchlichsten Spülflüssigkeiten bei infektiösen Erkrankungen sind: Quecksilber-Oxyzyanatlösung 1:5000, hypermangansaures Kali (Rotkali) in weinroter Lösung. Letztere Lösung ist für jede einzelne Spülung von einer konzentrierten Stammlösung frisch zu bereiten; die Konzentration bzw. die Farbe der Lösung ist jeweilig vom Arzte zu zeigen. Die meisten antiseptischen Flüssigkeiten, welche am übrigen Körper Verwendung finden können, sind schwere Reizmittel für das Auge. Am gefährlichsten sind Karbol-, Lysollösung, auch schwache Sublimatlösungen reizen sehr stark. Weiteres bezüglich Spülflüssigkeiten s. Verätzungen.

5. Pulvereinstäubung.

Falls zu Pulvereinstäubungen nicht die sehr handlichen Pulverbläser (Fig. 8) verwendet werden, soll die Einstäubung in folgender Weise ausgeführt werden: An ein steriles

Glas- oder Holzstäbchen oder auch an eine Pinzette wird
ein Flöckchen steriler Baumwolle angedreht, zwischen
Daumen, Mittel- und Goldfinger gefaßt in das einzu-
stäubende Pulver eingetaucht; dann werden durch Klopfen
mit dem Zeigefinger auf das Stäbchen die gröbsten Pulver-
bestandteile auf die linke Hand abgestaubt. Sowie das
Pulver nur mehr fein verteilt abfällt, wird, während der
Kranke wie zur Einträufelung den Kopf zurückneigt und
das untere Lid abgezogen wird, die Einstäubung vorgenommen.

Figur 8.

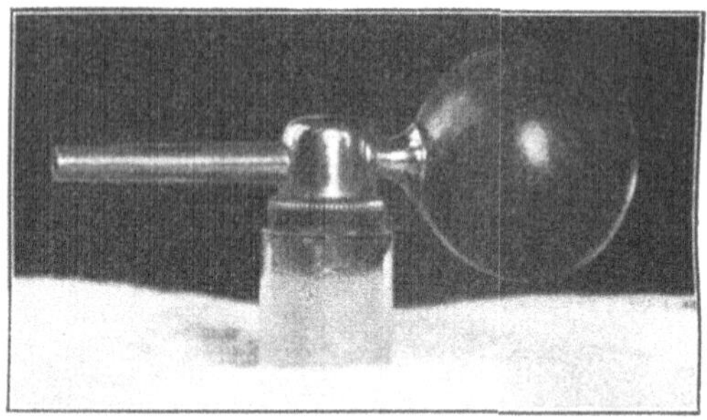

Wenn möglich sollen schon angedrehte Wattetupfer
vorgerichtet und im ganzen sterilisiert sein. Für jede
Einstäubung ist natürlich das Instrument zu wechseln.
Niemals dürfen Haarpinsel unsterilisiert oder
wiederholt verwendet werden.

6. Einstreichen von Salben.

Am linken Auge: Der Kranke blickt nach oben; das
untere Lid wird mit dem Daumen der linken Hand abgezogen und mit der rechten Hand ein parallel der Lid-
spaltenlänge gehaltenes Glasstäbchen, auf das etwas Salbe
aus dem Salbentiegel aufgenommen wurde, in den Bindehautsack hineingelegt (Fig. 9). Beim Loslassen des Lides
schließt der Kranke das Auge und beim Entfernen des

Stäbchens bleibt die Salbe in der Lidspalte liegen. Am rechten Auge wird, wenn der Pfleger mit der linken Hand genügend geschickt ist, das Salbenstäbchen mit der linken Hand geführt, die Lidspalte mit der rechten Hand geöffnet; oder der Pfleger steht hinter dem Kranken und streicht mit der rechten Hand ein. Das Einstreichen von Salben

Figur 9.

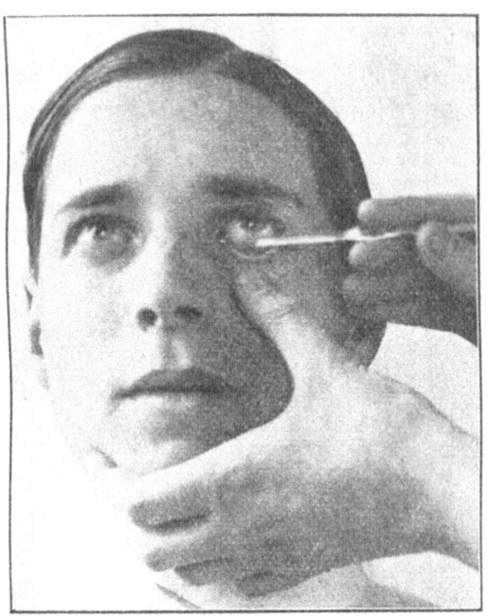

in das Auge mit dem Finger ist unter allen Umständen zu widerraten, da die Hand bekanntlich schwer keimfrei zu machen ist. Bei Lidkrampf muß die Lidspalte durch Abziehen des unteren und oberen Lides geöffnet und dann die Salbe eingestrichen werden. Mit dem Salbenstäbchen darf nie die Hornhaut berührt werden, ebenso darf niemals das Glasstäbchen mit der stumpfen Spitze senkrecht zur Lidspalte, also gegen den Augapfel gehalten werden, damit nicht bei einer allfälligen Abwehrbewegung des Kranken die Spitze des Glasstabes gegen den Augapfel drückt. Sind mehrere Kranke in dieser Weise zu behandeln, so ist selbstverständlich für jeden ein eigener steriler Glasstab zu verwenden. Mangels eines Glasstabes kann das Einstreichen auch mit einem geglätteten Holzstäbchen oder einer dicken chirurgischen Sonde ausgeübt werden.

7. Augendusche und Augenbäder.

Sie sollen nur auf ärztliche Anordnung verabreicht werden. Zu Augenbädern verwendet man kleine Gläschen (Fig. 10), auf welche ein Kautschukring aufgesetzt wird.

Figur 10.

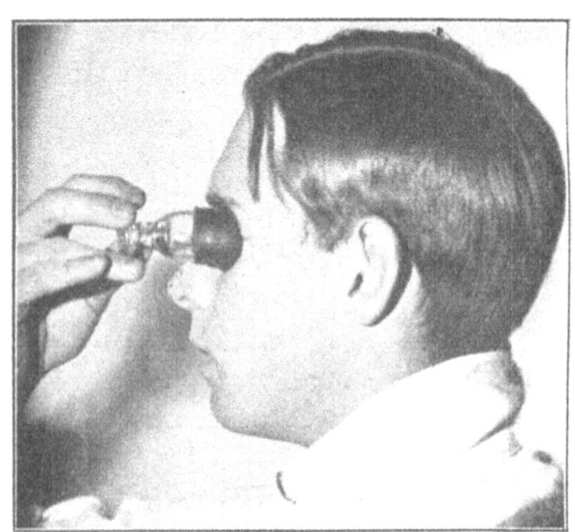

Die verwendete Flüssigkeit muß Körperwärme, etwa 30° C, haben. Das Gläschen wird gefüllt, der Kranke neigt sich mit geöffnetem Auge über das Gläschen, richtet sich, wenn er den Rand gut angedrückt hat, auf, und hält es in der vorgeschriebenen Zeit an das Auge an.

Augenduschen finden, ebenso wie lokale Dampfbäder, nur in ärztlichen Ordinationen Anwendung.

8. Umschläge.

a) Kalte Umschläge.

Wie schon oben gesagt, ist die Lidhaut im allgemeinen, vor allem bei entzündeten Augen, gegen Nässe außerordentlich empfindlich. Es wird daher durch kalte Umschläge, die als Hausmittel sehr häufig angewendet werden,

Figur 11.

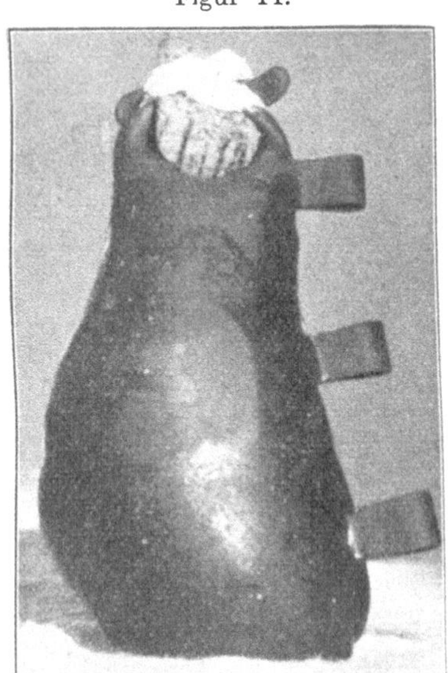

oft mehr Schaden gestiftet als Nutzen. In der Regel sollen daher nur trockene kalte Umschläge angewendet werden. Hierzu eignen sich am besten a) Augeneisbeutel (Fig. 11), welche mit kaltem Wasser oder kleinen Eisstückchen (je nach Verordnung des Arztes) gefüllt, mittels Korkstöpsels geschlossen, in Hydrophilgaze eingeschlagen und aufgebunden werden. b) Der beste und billigste Ersatz sind gewöhnliche Medizinfläschen (Inhalt 40 bis 50 g), welche mit kaltem Wasser oder auch mit Eisstückchen gefüllt, mit einem Korkstöpsel verschlossen und abgetrocknet an das Auge gehalten werden. c) Sollen über ärztliche Verordnung nasse kalte Umschläge angewendet werden, so werden mehrfach zusammengelegte Leinen- oder Hydrophilgazefleckchen in kaltes Wasser eingetaucht und auf das Auge aufgelegt; sie müssen alle 1 bis 2 Minuten gewechselt werden. Wenn die Fleckchen nach ärztlicher Verordnung sehr kalt sein sollen, so kann man sie vor der Anwendung nur dann auf Eisstücke direkt auflegen, wenn das Eis aus Trinkwasser bereitet ist. Ist das Eis unrein, so wird über den Eisklotz ein Stück Mosetigbattist gebreitet und darauf die nassen Fleckchen gekühlt, oder besser in einer Tasse oder Schale mit kaltem Wasser, die in einem Gefäß mit Eisstückchen eingekühlt ist.

Die nassen Umschläge sind im allgemeinen unzweckmäßig, einerseits wegen der Gefahr der ständigen Benetzung der Lidhaut, andererseits deshalb, weil die Temperatur des Umschlages niemals konstant erhalten werden kann.

Sollte die Lidhaut nach Beendigung der Umschläge gerötet erscheinen, so ist der Arzt sofort darauf aufmerksam zu machen. Bei empfindlicher Haut kann die Lidhaut schon vorher leicht eingefettet, jedenfalls aber nach Vollendung der Umschläge mit ein wenig Reispuder bestäubt werden.

In gleicher Weise sind auch medikamentöse kalte Umschläge auszuführen.

b) Feuchtwarme sog. Prießnitzumschläge.

Sie sollen nur mit einem vom Arzte verordneten Medikament (meist zur Hälfte mit Wasser verdünnte essigsaure Tonerdelösung oder Bleiwasser) angewendet werden. Es werden Hydrophilgaze- oder Wattebäuschchen in die

— je nach Anordnung warme oder kalte — Flüssigkeit
getaucht, das Auge damit gut überdeckt, dann das ganze
aufgelegte Bäuschchen nach allen Seiten überragend Mo-
setig- oder Billrothbattist darüber gelegt und mit einem
dreieckigen Tuch oder einer Binde befestigt. Diese Dunst-
umschläge sollen je nach Verordnung mehrere Stunden lang
liegen bleiben.

c) Heiße Umschläge.

Die gleichmäßigste und konstanteste Wärme geben:

1. Augentermophore; aus der immer beige-
schlossenen Gebrauchsanweisung ist zu entnehmen, wieviel Minuten dieselben in kochendes Wasser einzutauchen
sind. Die vorgeschriebene Zeit ist genauestens einzuhalten.
Sie werden mit einem Löffel aus dem kochenden Wasser
herausgenommen, und je nach Verordnung in befeuchtete
oder trockene Hydrophilgaze eingeschlagen und aufgebunden. Wenn sie zu erkalten beginnen, können sie durch
Reibung zwischen den Fingern noch einmal etwas erwärmt
werden.

2. Japanische Glühkästchen. In eine Blech-
kasette ist in einem Drahtbehälter gepreßte Kohle eingelagert; die Kohle wird an einem Ende zum Glimmen
gebracht und bleibt dann im geschlossenen Kästchen noch
etwa eine Stunde glühend. Das Kästchen wird wieder in
befeuchtete oder trockene Hydrophilgaze eingeschlagen auf
das Auge aufgebunden.

Bei unempfindlichen oder bewußtlosen Kranken ist
wiederholt nachzusehen, ob die Wärmeentwicklung keine
zu große ist, und, wenn nötig, die Stirn oder Wange mehr
oder weniger mit Hydrophilgaze zu unterpolstern.

Für die vornehme Praxis sind verschiedene Wärme-
dosen, auch elektrische, im Gebrauch. Am billigsten ist
die Anwendung von

3. Leinsamenmehlsäckchen (sog. „Köcherl"). Leinsamenmehl wird mit etwas Wasser zu einem dicken Brei gekocht, je ein Eßlöffel hiervon in ein viereckiges Leinenläppchen eingehüllt, so warm als möglich (man versuche vorher an der Wange des Patienten) auf das Auge des Patienten gelegt, mit Billrothbattist bedeckt und mit einer Binde festgehalten. Nach etwa 6—8 Minuten wird das aufgelegte Säckchen durch ein zweites, in gleicher Weise hergerichtetes rasch ersetzt. Die Säckchen können zwischen zwei Blechdeckeln über kochendem Wasser warm gehalten bzw. neu erwärmt werden.

4. Kamillensäckchen. Kleine Kamillen werden in ein etwa handtellergroßes, rundliches Hydrophilgazesäckchen eingelegt; das Säckchen wird in kochendes Wasser eingetaucht, (wieder nach vorheriger Probe an der Wange) so warm als möglich an das Auge angelegt, mit Billrothbattist festgebunden. Bei Beginn der Erkaltung d. i. nach 6—8 Minuten wird es durch ein zweites Säckchen rasch ersetzt.

5. Am unzweckmäßigsten sind Umschläge mit heißem Wasser, da hier die Temperatur nur schwer gleichmäßig zu erhalten ist. Ungefähr zehnfach zusammengelegte Hydrophilgaze wird in heißes Wasser bezw. die heiße verordnete Flüssigkeit, die im Wasserbade in nahezu konstanter Temperatur erhalten wird, eingetaucht und auf das Auge gelegt. Nach wenigen Minuten muß die ausgekühlte Gaze durch einen zweiten Gazebausch raschest ersetzt werden.

6. Trockene heiße Umschläge. Dieselben werden mit Termophoren oder japanischen Glühkästchen unter Zwischenlage von trockener Hydrophilgaze oder einfach derart ausgeführt, daß man größere Tücher an einer reinen Herdplatte, an einem reinen Kachelofen oder auf einem

Blechdeckel über kochendem Wasser erwärmt und so warm als möglich auf das Auge auflegt.

Die Art und Dauer der zu verwendenden Umschläge ist jeweilig vom Arzt anzugeben. Nach Vollendung der Umschläge, vornehmlich feuchter, ist wieder die Haut genau zu beachten; allfällige stärkere Rötung oder Schuppung der Haut ist dem Arzte zu melden. Nach Anwendung heißer Umschläge soll das Auge durch einige Zeit durch ein trockenes Tuch geschützt werden, jedenfalls soll der Kranke nicht gleich das Zimmer verlassen.

9. Verbände.

Sie haben den Zweck das Auge vor Lichteinfall oder Eintrocknung (bei dauernd geöffneter Lidspalte) oder vor sonstigen äußeren Einflüssen zu schützen, z. B. vor Infektionen, wenn das zweite Auge an einer infektiösen Erkrankung leidet. Es ist selbstverständlich, daß (im Gegensatz zu der vielfach verbreiteten Meinung) bei Verschluß eines Auges dieses alle Bewegungen des zweiten mitmacht, also wirkliche Ruhestellung eines Auges nur dann erfolgt, wenn beide Augen verschlossen sind. Auch dann finden noch, aber seltenere unwillkürliche Augenbewegungen statt. Der Verband kann ein schließender Verband oder ein sogenannter Hohlverband sein.

a) Hohlverband.

Es wird eine die Augenlider und den Augenhöhleneingang überdeckende starre Kapsel aufgelegt und durch Heftpflaster oder Verband befestigt, so daß darunter das Auge offen gehalten werden kann (Fig. 12). Die einfachste Art dieses Augenschutzes ist ein Vorhänger (doppelter schwarzer Stoff, mittels eines Bändchens, das über die Stirn gebunden wird, vor dem Auge frei hängend), für ein Auge, oder eine Augenschutzbinde, wie sie S. 13 angegeben

Figur 12.

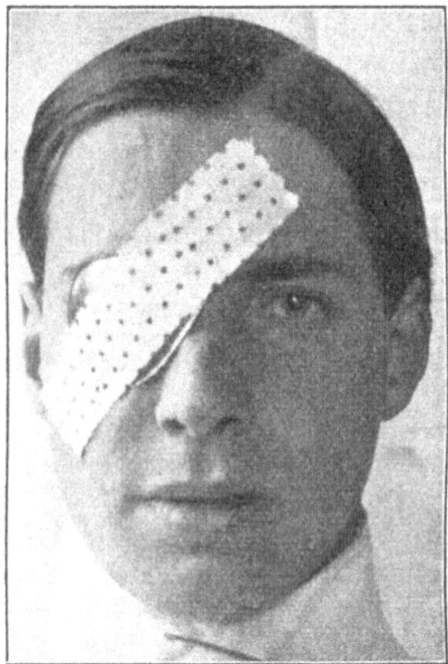

Figur 13.

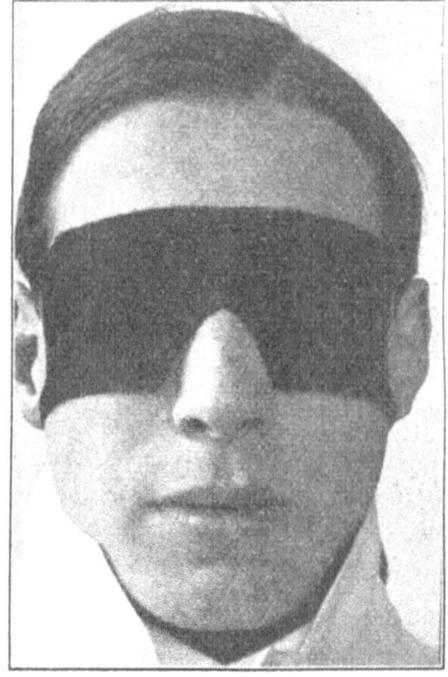

wurde (s. auch Fig. 13). Dichterer Abschluß erfolgt durch Auflegen einer Metallkapsel, die entweder durch eine Binde oder, wenn ein ganz dichter Abschluß notwendig ist (z. B. um bei infektiöser Erkrankung des einen Auges das zweite gesunde zu schützen), an den Rändern mit Heftpflaster befestigt wird (s. Fig. 14). Die Kapsel kann hierbei lichtundurchlässig (aus lackierter Pappe oder Holzstoff,

Figur 14.

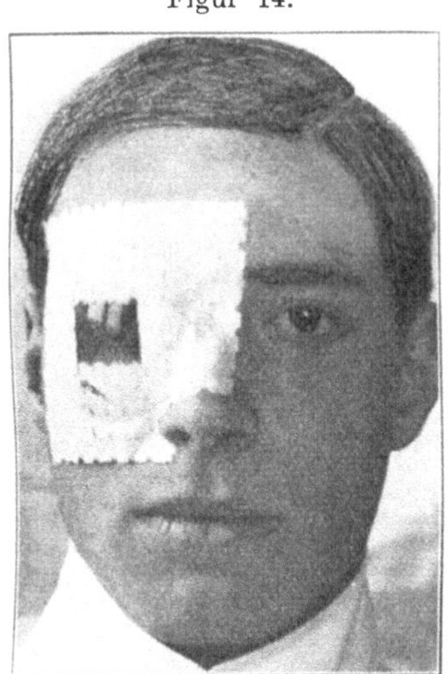

Eisenblech oder Aluminium) oder, falls das zweite Auge sehuntüchtig ist, durchsichtig sein (Zelluloid oder Uhrglas). Selbstverständlich ist die Kapsel vor der Verwendung in irgendeiner Weise zu sterilisieren. Ist nur einfacher Lichtabschluß notwendig, so kann die Kapsel auch mit einem Bändchen befestigt werden.

b) Schutzverband.

Auf das Auge wird ein (je nach Vorschrift) trockenes oder mit Salbe bestrichenes oder befeuchtetes steriles Läppchen (4 fache Hydrophilgaze oder steriler alter Baum-

woll- oder Leinenstoff) aufgelegt, locker geballte Watte
daraufgelegt und dann mit einem schräg von der Wange
zur Stirn oder quer von der Wange zur Nase angelegten
Heftpflasterstreifen (wenn möglich perforiert) befestigt
(Fig. 15). Zur besseren Fixation, oder um einen leichten
Druck auszuüben, wird darüber eine Arltsche Augenbinde
angelegt.

Figur 15.

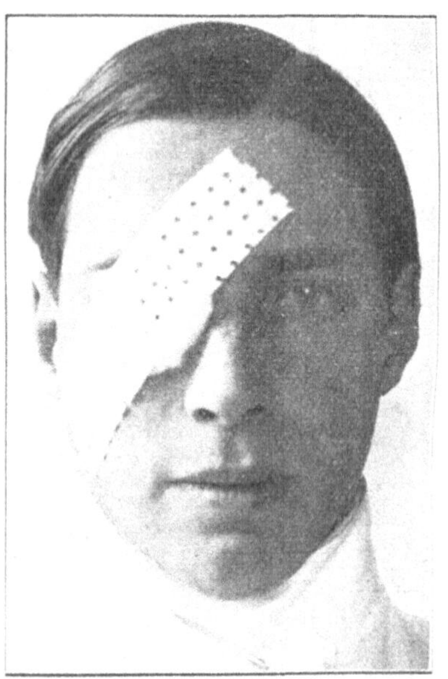

Die Arltsche Augenbinde besteht aus einem ovalen
Tuch- oder Flanellappen von 8 cm Länge, 6 cm Breite als
kleinste, von 10 cm Länge, 7 cm Breite als größte Sorte,
an deren schmalen Enden je ein etwa 1 cm breites Band
befestigt ist. Beim Verfertigen der Binde schneidet man
eine Schablone aus Papier und legt sie so auf den Stoff
auf, daß die Längsrichtung derselben schräg die sich senkrecht kreuzenden Stoffasern kreuzt; dann hat die Binde

Figur 16.

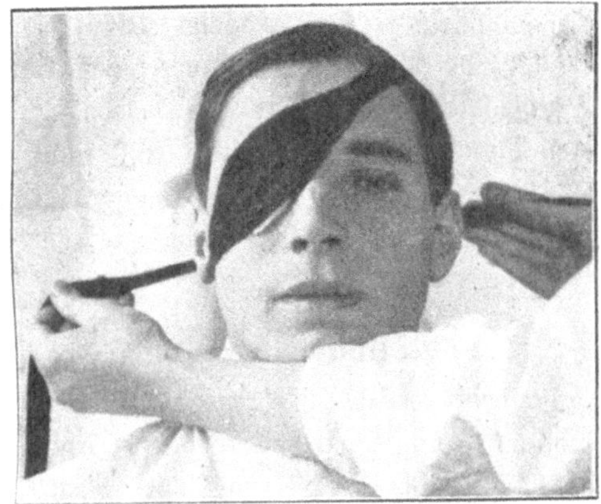

Figur 17.

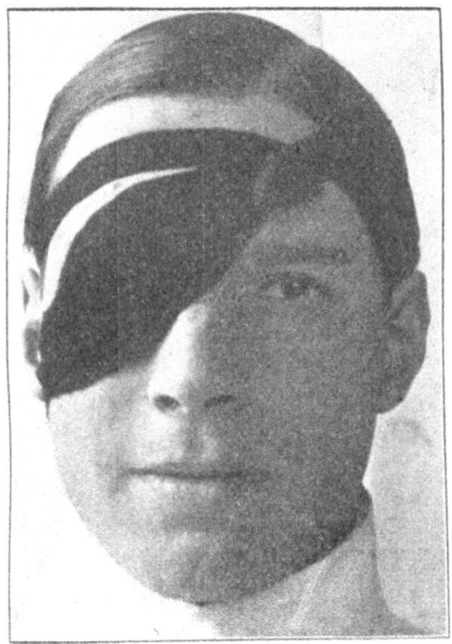

die richtige Elastizität und schmiegt sich gut dem Gesicht an.

Die Augenbinde wird so angelegt, daß sie schräg auf dem Auge liegt und das eine Band unter dem Ohrläppchen, das andere ungefähr in der Mitte zwischen Scheitel und Ohr der anderen Seite gegen das Hinterhaupt geführt wird (Fig. 16); dort werden beide Bänder gekreuzt, dicht über dem Ohr nach vorn geführt und an der Stirn gebunden (Fig. 17).

c) Rollbindenverband.

Das Auge wird zuerst in gleicher Weise wie vorher mit Hydrophilgaze und Watte ausgepolstert und dann eine Gazebinde in folgender Weise angelegt: Das Ende wird

Figur 18.

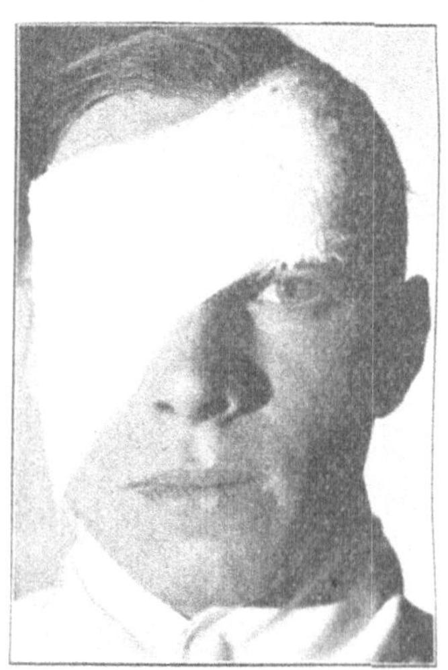

unter dem gleichseitigen Ohr am Halse angelegt, nachdem man das Ohrläppchen mit einem Wattebauschen unterpolstert hat, die Binde über das Auge und über die Mitte zwischen Scheitel und Ohr der anderen Seite nach rück-

wärts geführt und so mit mehreren Touren, die sich zum
Teil überdecken, die dem Auge aufliegende Watte gedeckt; zum Schluß wird durch Ringtouren der Binde oberhalb beider Ohren über die Stirn der Verband geschlossen.
Das Bindenende wird mit einer Sicherheitsnadel, bei
kleinen Kindern mit einem Pflasterstreifchen befestigt.

Figur 19.

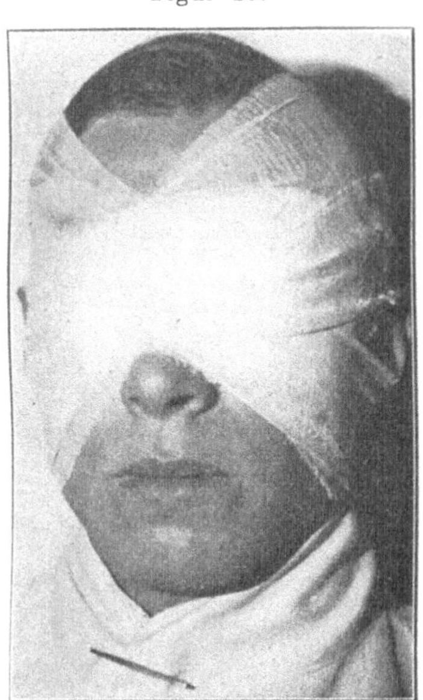

(Fig. 18.) Soll der Verband ein einfacher Schlußverband
sein, so wird wenig Baumwolle zum Aufpolstern des
Auges genommen und die Binde nicht fest angezogen.
Für einen Druckverband wird das Auge hoch mit Watte
ausgepolstert und die Binde unter starkem Anziehen angelegt.

Um die Watte auf dem Auge sicher zu fixieren, kann
auch (wie S. 32) vorerst ein Heftpflasterstreifen zur Be-

festigung verwendet werden. Die Verbandwatte muß immer
mit den Bindentouren vollkommen glatt gedeckt sein.

Beim Anlegen jedes Verbandes hat man sich sorgfältig davon zu überzeugen, daß die Lidspalte vollständig geschlossen ist. Oeffnet sich die Lidspalte
unter dem Verbande, so scheuert derselbe direkt an der
Augapfeloberfläche und es können schwere dauernde

Figur 20.

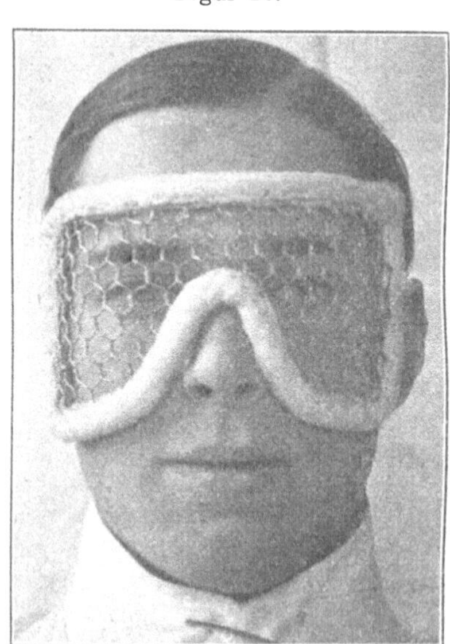

Schädigungen des Auges dadurch bewirkt werden. Bei
Lähmung des Schließmuskels der Lider oder Empfindungs-
losigkeit des Auges ist daher die Lidspalte zuerst mit
Pflaster (Heftpflaster, oder englisch Pflaster, senkrecht zur
Richtung der Lidspalte aufgeklebt) zu verschließen.

Verband über beide Augen. Es wird mit einer
Ringtour oberhalb des Ohres über beide Augen begonnen
und dann die Schrägtouren wie beim Verbinden eines Auges

angeschlossen. Die das Bindenende befestigende Sicherheitsnadel darf nie in der Gegend des verbundenen Auges angebracht werden, sondern am besten nahe dem Scheitel (Fig. 19).

Bei unruhigen Kranken, bei denen ein festsitzender Verband notwendig ist, wird der Rollbindenverband durch eine Organtinbinde gedeckt (Blaubindenverband). Um zu verhindern, daß Unruhige oder Kinder das Auge durch Druck auf den Verband schädigen können (z. B. nach den die Augenkapsel durchdringenden Verletzungen oder Operationen), wird auf die Augenwatte eine mehrfach durchlochte, sterile Blechkapsel aufgelegt, die so gebogen wird, daß sie dem Augenhöhlenrande dicht anschließt. Auch Schutzgitter werden zu diesem Zweck verwendet. (Fig. 20.) Schutzgitter sind insbesondere dann in Gebrauch zu ziehen, wenn unruhige, benommene Kranke verhindert werden sollen, ihr Auge zu berühren, aber das Auge nicht verbunden gehalten werden soll. Auch Schutzgitter oder Kapseln müssen vor der Anwendung jeweilig neu sterilisiert werden.

10. Schutzbrillen.

Zur Abhaltung von Licht (Vermeidung von Blendung) dienen Schutzbrillen, die entweder neutralgraue Farbe oder, je nach ärztlicher Verordnung, einen gelbgrünlichen Farbenton haben. Die Gläser sollen muschelförmig gebogen sein, damit die Wimpern trotz nahem Anliegen der Brille nicht am Glase schleifen. Schon gebrauchte Brillen, die für einen anderen Kranken Verwendung finden sollen, müssen in absolutem Alkohol gewaschen oder in anderer Weise sterilisiert werden. Derartige Schutzbrillen dürfen nur über ärztliche Anordnung verwendet werden.

Für Betriebe, in denen die Augen durch abspringende Splitter gefährdet sind (Steinklopfer, Metalldreher u. dgl.),

gibt es eigene drahtübersponnene Schutzbrillen, Draht-
brillen u. dgl., auf welche hier nicht näher eingegangen
werden kann. Ebensowenig können hier die Automobil-
brillen besprochen werden.

Anhang.
Einlegen eines künstlichen Auges.

Das künstliche Auge soll in gekochtem Wasser ab-
gespült werden, bevor es eingelegt wird. Man zieht mit dem
Daumen der linken Hand das obere Lid ab (wie Seite 15
angegeben), faßt das Glasauge nahe dem inneren (schmalen)
Ende zu beiden Seiten mit Zeigefinger und Daumen der
rechten Hand und schiebt es mit dem äußeren (breiten)
Ende nach außen und oben unter das obere Lid ein. Der
Daumen der linken Hand drückt dann (am unteren Rande) das
Glasauge ganz unter das obere Lid, so daß mindestens zwei
Dritteile des ersteren vom Oberlide bedeckt sind. Dann
wird mit dem Daumen oder Zeigefinger der rechten Hand
das Unterlid so herabgezogen, daß das Glasauge ganz in
den Bindehautsack eingesenkt werden kann.

Entfernt wird das Glasauge folgendermaßen: Mit dem
Daumen der linken Hand wird das Unterlid so stark als
möglich abgezogen, dann mit dem stumpfen Ende einer
gewöhnlichen (sterilen!) Haarnadel oder dem Köpfchen
einer Messingstecknadel (Stahlnadeln brechen leicht, sind
daher nicht zu verwenden!) vorsichtig in der inneren Hälfte
der Lidspalte unter den unteren Rand des künstlichen
Auges eingegangen und damit — der Kranke soll dabei
möglichst stark nach oben blicken — der untere Rand
vor das Unterlid herausgehebelt. Dann entbindet sich das
Glasauge in der Regel selbst oder wird mit Zeigefinger
und Daumen gefaßt und entfernt. Solange man nicht

genügende Uebung hat, soll sich der Kranke ein Tuch um den Hals befestigen und wie eine Schürze unter dem Kopfe ausspannen, damit das künstliche Auge, wenn es durch ein unzweckmäßiges Zukneifen der Lider, wie es vorkommt, herausgeschleudert wird, nicht zu Boden fällt.

Das Auge wird in gekochtem Wasser flüchtig abgespült und auf Hydrophilgaze lose in eine gut schließende Schachtel gelegt, sofern es — je nach Weisung des Arztes — nicht beständig (auch über Nacht) getragen werden soll.

IV. Kapitel.

Augenpflege bei Neugeborenen.

Sowie das neugeborene Kind abgenabelt ist, sollen noch vor dem Baden die Augen gereinigt werden. Mit steriler Hydrophilgaze oder Leinenläppchen werden die gewöhnlich geschwollenen Augenlider vorsichtig abgewischt, wobei sorgfältig darauf geachtet wird, daß die Lidspalte nicht geöffnet und nichts von den anhaftenden Massen oder gar der Tupfer selbst in die Lidspalte gelangt. Sind die anhaftenden Massen schon angetrocknet, so wird der Tupfer mit etwas reinem Tafelöl oder gekochtem Wasser befeuchtet.

Zur Verhütung der Neugeborenen-Blennorrhoe (siehe unten Seite 50) soll das von Credé angegebene Verfahren ausgeübt werden, jedoch nur von speziell darin unterrichteten und geübten Pflegepersonen (Hebammen). Mit dem Zeigefinger und Daumen der linken Hand werden nach der oberflächlichen Reinigung die Lider voneinander gezogen, die Lidspalte geöffnet und 1—2 Tropfen der vom Arzt verordneten, möglichst frisch bereiteten Lösung (1 proz. Höllensteinlösung, 3 proz. Sophol oder dgl.) auf das freigelegte Auge aufgeträufelt. Nach sofortigem Schließen der Lidspalte wird die abträufelnde Flüssigkeit mit sterilen Tupfern abgetrocknet.

Der Pfleger hat unter allen Umständen das Credésche Verfahren, wenn er selbst darin geschult ist, vorzunehmen oder, wenn er nicht dafür die Befähigung hat, zu diesem Zwecke einen Arzt zuzuziehen, wenn auch nur der geringste Verdacht besteht, daß die Mutter an Tripper erkrankt sein könnte. Für letzteres gibt es außer der ärztlichen (bakteriologischen) Untersuchung keinen sicheren Anhaltspunkt, jedoch sind namentlich alle Frauen, welche durch einige Zeit an einem bemerkenswerten Ausfluß aus den Geschlechtsteilen gelitten oder leiden, auf Tripper verdächtig.

Die Häufigkeit des Vorkommens des Trippers wird auch heute noch vielfach unterschätzt. Die große Mehrzahl aller in der Kindheit Erblindeten ist durch den bei der Geburt übertragenen Augentripper erblindet, und alle diese Erblindungen hätten durch Anwendung des Credé'schen Verfahrens oder rechtzeitige Behandlung vermieden werden können.

Für die weitere Augenpflege des Neugeborenen gilt dasselbe wie für den Erwachsenen: Je weniger an dem normalen Auge vorgenommen wird, desto besser. Zum Waschen der Augen im Bade soll immer eine eigene Schale mit abgekochtem Wasser und sterile Baumwolle oder Hydrophilgaze verwendet werden, niemals die Augen mit dem Badewasser gewaschen werden. Zeigt sich die geringste Rötung oder Absonderung der Augen, so ist sofort der Arzt beizuziehen, besonders wenn am dritten Tage nach der Geburt Erscheinungen von Augenentzündung auftreten und da gerade wieder dann, wenn das Credé'sche Verfahren nicht angewendet worden ist. Denn der bei der Geburt übertragene Augentripper offenbart sich in der Regel am dritten Tage. Nur in dem Falle, daß der Arzt nicht schon in wenigen Stunden erscheinen kann, können bei bestehender Absonderung der Augen Spülungen mit lauwarmer Rotkalilösung 1—2 stündlich gemacht werden (s. S. 19).

Wenn sich die geringste Schuppung oder Rötung der Augenliderhaut zeigt, sind Waschungen zu unterlassen; die Lidhaut ist dann nur vorsichtig mit trockenen oder in Oel getauchten Hydrophilgazetupfern zu reinigen und ein wenig Reispuder an die Augenlider zu bringen und, falls die Erscheinungen fortbestehen, der Arzt darauf aufmerksam zu machen. Oft sind Augenentzündungen Neugeborener durch Ekzem der Lidhaut erzeugt, und letzteres wieder häufig durch unzweckmäßige Waschungen.

Die Vorschriften, die bezüglich der Beleuchtung im Wohnzimmer für Erwachsene gegeben sind, gelten im erhöhten Maße für den Neugeborenen. Er ist nie so zu legen, daß die Sonne auf sein Gesicht scheint, niemals so, daß sein Gesicht direkt gegen ein sonnenbeleuchtetes, helles Fenster gerichtet ist. Ebenso ist zu verhindern, daß der Neugeborene direkt in eine künstliche Lichtquelle hineinsehen kann. Als besonders unzweckmäßig muß hier auch gerügt werden, daß oft an das Schutzdach des Kinderwagens Gegenstände angehängt werden, die über dem Kopfe des Kindes umherbaumeln und, namentlich wenn sie gerade dicht über den Augen oder noch höher über der Stirn angebracht sind, das Kind zu unzweckmäßigen Augenbewegungen veranlassen, sobald es zu sehen beginnt. Es ist dagegen ein Aberglaube, daß eine Augenentzündung durch Aufenthalt des Neugeborenen im hellen Zimmer entstehen könne.

Das Neugeborene soll innerhalb der ersten Lebenswochen zu sehen beginnen; zuerst reagiert es — je nach der körperlichen Entwickelung etwa in der 4. Woche — auf Gegenstände, die ihm direkt in geringer Entfernung vor die Augen gebracht werden, so z. B. die Flasche u. dgl. Erst später, etwa im 3. Monate, sieht das normale Kind auch Gegenständen nach, die seitlich von den

Augen sich befinden, und blickt bewegten Gegenständen nach. Aber schon in den ersten Wochen wendet es, wohl auch unbewußt, den Kopf gegen das helle Fenster. Verzögert sich der Eintritt der Anzeichen, daß das Kind zu sehen beginnt, so ist sofort ein Augenarzt zu befragen.

Beim Beginne des Sehenlernens tritt fast regelmäßig vorübergehendes Schielen ein. Nur wenn es konstant bleibt, ist es als krankhaft anzusehen, und daher der Arzt darauf aufmerksam zu machen.

V. Kapitel.

Pflege Augenkranker.

Bei der Pflege Augenkranker sind bezüglich Reinlichkeit, Beleuchtung usw., alle jene Maßnahmen besonders zu beachten, welche im Kapitel II angegeben wurden. Die Krankenzimmer für Schwerkranke sollen bei Tag durch lichthalbdurchlässige (dunkelgelbliche oder braune oder graue) Vorhänge verdunkelt sein und zwar so, daß auch nicht durch die Spalten zwischen Vorhängen und Fenstern direktes Sonnenlicht ins Zimmer gelangen kann. Bei Leichtkranken ist Licht und Luft wie für den Gesunden notwendig.

Sind Dunkelkuren verordnet, so muß das betreffende Zimmer durch vollständig lichtdichte Vorhänge verdunkelt werden. Das Tragen einer dunkeln Brille allein hält für eine strenge Dunkelkur nicht genügend Licht ab. Vielmehr empfehlen sich da um das Ohr befestigte Augenbinden aus schwarzem Flanellstoff, allenfalls weiß gefüttert, wie sie in Fig. 13 abgebildet sind.

Die Pflege Augenoperierter ist heute, da die Kranken auch nach den schwersten Augenoperationen höchstens wenige Stunden zur Rückenlage verurteilt werden, außerordentlich viel leichter als früher. Die große Gefahr, welche bei alten Leuten durch die lange Rückenlage früher bedingt war, die Gefahr der Entstehung von Anschoppungen in der Lunge, Herzschwäche, sowie Geistesstörungen besteht nicht mehr. Drei Dinge sind es, welche hauptsächlich zu beachten sind:

1. Daß der Kranke im Halbschlafe oder Schlafe — Kinder natürlich auch im wachen Zustande — nicht auf

das operierte Auge greift und dadurch eine Wundsprengung herbeiführt. Dagegen schützt man Erwachsene durch vom Arzt verordnete Muscheln oder Schutzgitter.

Bei kleinen Kindern oder bei ganz benommenen unruhigen Kranken sind Manchetten über die Ellbogen sehr zu empfehlen.

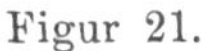

Figur 21.

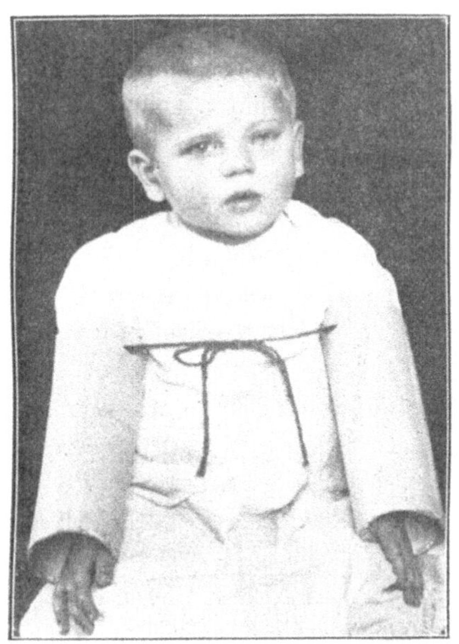

Es werden von starkem Karton zwei so weite Rollen gedreht, daß gerade die Hand und der Arm leicht durchgesteckt werden kann; die beiden Rollen werden durch Bänder über den Nacken gegen einander fixiert, sodaß der Arm in der Ausdehnung von der Schulter bis nahe dem Handgelenk in der Rolle fixiert ist; der Kranke kann dann den ganzen Arm, er kann die Hände bewegen, kann aber mit den Fingern nicht das Auge erreichen (Fig. 21).

Das Anbinden der Hände an die Bettstatt, wie man es früher geübt hat, ist eine viel zu große Belästigung des Kranken, als daß sie noch angewendet werden dürfte. Nur bei tobenden Kranken (z. B. nach Augenoperationen) ist die Zwangsjacke am Platze. Kommt es doch vor, daß Tobende sich den Augapfel selbst aus der Höhle herausreißen.

2. Die zweite Gefahr ist, daß der Kranke, wenn er verbunden ist, unter dem Verbande das Auge öffnet oder heftig zukneift. Dies ist vornehmlich bei unruhigen, aufgeregten Personen zu befürchten und hat daher der Pfleger in dieser Richtung zu wirken.

3. Die dritte Gefahr ist die, daß eine Blutung in das Auge infolge einer durch brüske Bewegung erzeugten Blutstauung, eine Nachblutung oder sog. Wundsprengung erfolgen könnte. Dies ist in erster Linie dann zu befürchten, wenn der Kranke im Bette aufgesetzt oder herausgesetzt wird.

Das Aufsetzen oder Heraussetzen soll daher in folgender Weise vorgenommen werden. Der Pfleger faßt beide gestreckten Arme des Kranken und verschränkt sie über dem Bauche desselben, so daß der Kranke beim Aufsetzen sich weder mit der Hand, noch mit dem Ellbogen am Bette anstützen kann. Dann schiebt der Pfleger beide Arme unter Rücken und Nacken des Kranken und hebt den Oberkörper aus der liegenden in die sitzende Stellung, ohne daß der Kranke dabei mithelfen darf. Bei sehr schweren (fetten) Kranken sind dazu wohl 2 Pfleger erforderlich. Der Kranke wird dann kurze Zeit in der sitzenden Stellung erhalten und, falls er im Bette sitzen bleiben soll, in dieser Stellung durch eine entsprechend geneigte Rückenlehne oder harte und darüber gelegte weiche Kissen erhalten. Dieser Vorgang beim Aufsetzen ist deshalb notwendig, weil alte arteriosklerotische Individuen, die längere Zeit gelegen haben, beim raschen Aufsitzen leicht Schwindel bekommen.

Soll der Kranke aus dem Bette genommen werden, so wird weiter folgendermaßen verfahren: Steht der Pfleger zur linken Seite des Kranken, so stützt er mit dem rechten Arm den Rücken bzw. den Nacken des Kranken, faßt mit der linken Hand beide Beine und dreht mit diesen den ganzen Körper so, daß die Unterschenkel an der linken Bettseite herabhängen können. Es können nun Hausschuhe und Beinkleider oder Ueberröcke angelegt werden. Auch in dieser Lage bleibt der Kranke einige Minuten. Dann faßt ihn der Pfleger mit beiden Händen unter den Schultern und hebt oder schiebt ihn vorsichtig vom Bette herab, so daß sich der Kranke aufstellen kann. Bei schweren Kranken müssen auch dies 2 Pfleger vornehmen. Es wird nun der Lehnsessel, der, wenn möglich, eine so hohe Rückenlehne haben soll, daß der Kopf noch durch Kissen gestützt an der Rückenlehne aufliegen kann, zur Seite des Bettes angeschoben, der Kranke vorsichtig gedreht und in den Lehnsessel langsam hineinsinken gelassen. Ist der Kranke unangekleidet, so breitet man vorher eine Wolldecke in den Lehnsessel, welche man dann über dem sitzenden Kranken zusammenschlägt. Der Pfleger hat bei dieser Prozedur den Kranken wiederholt aufzufordern, daß er nicht die Augen zukneife und nicht presse, überhaupt jede Anstrengung unterlasse.

In ähnlicher Weise wird der Kranke wieder zu Bett gelegt: Zuerst an der Seite des Bettes hineingesetzt, dann die Beine gehoben und ins Bett hineingedreht und dann der Oberkörper langsam in die Kissen zurücksinken gelassen.

Darf der Kranke umhergehen, so ist er vorsichtig vom Pfleger zu führen. Muß der Kranke liegen (also vor allem nachts) und darf er sich zur Seite legen, so soll er dabei immer vom Pfleger unterstützt und das Aufstützen mit den Händen oder Ellbogen möglichst vermieden werden.

Der Pfleger hat insbesondere bei alten Leuten darauf zu sehen, daß sie alle 3—4 Stunden urinieren, und bezüglich des Stuhlganges vom Arzt Informationen einzuholen. Beim Stuhlgang darf der Kranke nicht pressen. Sehr alte Männer können oft nur im Stehen urinieren. Verlangt der Arzt Rückenlage, so ist dann unter Umständen, natürlich nur vom Arzte der Katheter anzulegen.

Husten ist bei Augenoperierten in der Regel sehr schädlich. Hustet der Kranke, so ist der Arzt darauf aufmerksam zu machen, da starkes Husten die Wundheilung verzögert oder ein Zeichen beginnender Lungenanschoppung sein kann. Die Luft des Krankenzimmers soll daher einen genügenden Feuchtigkeitsgehalt haben, weshalb besonders im Winter, wo durch die Heizung der relative Feuchtigkeitsgrad der Zimmerluft zu gering ist, nasse Leinentücher in der Nähe des Kranken aufzuhängen sind. Der Fußboden darf in Zimmern Frischoperierter nur mit feuchten Tüchern gereinigt werden.

Nießen läßt sich (suggestiv?) durch den Arltschen Handgriff unterdrücken, oft auch ein Hustenanfall. Der Kranke öffnet den Mund, führt den Daumen der einen Hand in den Mund ein und drückt kräftig mit dem Ballen auf den harten Gaumen hinter den Schneidezähnen.

Bezüglich der Nahrungsaufnahme sind die Anordnungen des Arztes einzuholen. Gewöhnlich wird an dem ersten Tage nach schweren Augenoperationen den Kranken nur halbflüssige oder flüssige Nahrung gereicht und ist stärkeres Kauen zu verhindern. Ist der Kranke zu Bett, so soll mit einer Eingebeschale, mangels einer solchen mit einer Teekanne, sowohl Trinkwasser als die verordnete flüssige Nahrung zugeführt werden.

Wenn der Kranke namentlich des Abends unruhig wird, aufgeregt ist oder wirr spricht, so ist der Arzt hiervon sofort zu verständigen, da bei alten Leuten unter dem Einflusse der Aufregung und Dunkelheit, allerdings nur in seltenen Fällen, Geistesstörungen vorkommen, die rechtzeitig durch Schlafmittel bekämpft oder verhindert werden müssen.

Wenn die Augen des Kranken nicht fest verbunden sind, so ist sowohl in der Stellung des Bettes, als in der Stellung seines Sessels darauf zu achten, daß er nie direkt gegen ein helles Fenster oder gegen eine freie Lichtquelle blicken kann, in erster Linie dann, wenn er schon unverbunden sich freier im Zimmer bewegen darf. So hat er z. B. beim Speisen immer mit dem Rücken gegen das Fenster zu sitzen u. dgl.

VI. Kapitel.
Augenpflege bei
infektiösen Augenerkrankungen.

Alle in Betracht kommenden infektiösen Augenkrankheiten entstehen nur durch direkte Uebertragung des Ansteckungsstoffes. Jedes Auge, welches Schleim oder Eiter absondert, kann eine infektiöse Augenkrankheit haben, aber auch nichteiternde Augen können an einer infektiösen Erkrankung leiden. Als schwerste infektöse Erkrankungen, die auch epidemisch auftreten, müssen hier drei erwähnt werden.

1. Der Augentripper (Blennorrhoe).

Der Augentripper entsteht, wenn von einem tripperkranken Geschlechtsteile oder von einem an Augentripper erkrankten Auge Sekret ins gesunde Auge gelangt.

Die häufigste Form ist die bei Neugeborenen vorkommende sog. Neugeborenenblennorrhoe. Die Infektion erfolgt, wenn der Kopf des Kindes die mütterlichen Geburtswege passiert und dabei Trippersekret in das Auge des Neugeborenen gelangt, oder durch Uebertragung von einem in dieser Weise erkrankten anderen Auge. Bei Unreinlichkeit kann auch noch später nach der Geburt durch direkte Uebertragung von Trippersekret aus den mütterlichen Geschlechtsteilen auf das Kinderauge die Infektion erfolgen, z. B. wenn die Hebamme zuerst die Mutter pflegt und dann, ohne sich zu waschen, das Gesicht des Kindes berührt oder wäscht. In schlecht geleiteten Gebäranstalten sind früher sogar Epidemien unter den Neugeborenen vorgekommen. Schon im Jahre 1841 hat der steirische Augenarzt Pieringer durch Versuche festgestellt, daß durch längeres Eintrocknen von Trippersekret, durch Berührung mit Wasser seine Infektiosität vernichtet werden kann. Es genügt also fleißiges Waschen der Hände, um Uebertragungen zu verhindern. Die große Mehrzahl aller von Jugend an Blinden ist durch die sog. Neugeborenenblennorrhoe, d. i. bei der Geburt übertragenen Augentripper, ums Augenlicht gekommen.

Während der Augentripper der Neugeborenen, rechtzeitig behandelt, in der Regel (ausgenommen bei sehr schwachen, sonst kranken Kindern) bei guter Pflege ohne weitere Schädigung der Augen abheilt, ist der Augentripper der Erwachsenen häufig viel bösartiger, führt zu Geschwürsbildung an der Hornhaut und sogar zur Erblindung. Es hat also der Pfleger seine Augen vor Ansteckung zu bewahren, indem er peinlichst genau darauf achtet, daß er niemals mit unreinen Fingern sein Auge berührt, und beim Ausspülen des kranken Auges verhindert, daß Flüssigkeit in sein Auge kommt.

Der Ausbruch der Erkrankung erfolgt am 3. Tage nach der Infektion. Durch sofortige energische, vom Arzt vorzunehmende Reinigung eines mit Trippersekret verunreinigten Auges kann der Ausbruch der Erkrankung nahezu sicher verhindert werden.

Die Hauptaufgaben des Pflegers sind:

1. genaue Durchführung der vom Arzt angeordneten Spülungen, Umschläge usw.

2. Sofern nur ein Auge erkrankt ist, sorgfältige Beachtung, daß der Schutzverband des gesunden Auges dicht schließt.

3. Verhinderung von Uebertragung auf Angehörige oder Pflegepersonen.

2. Diphtherie des Auges.

Sie tritt namentlich zu Zeiten von Halsdiphtherieepidemien auf. Die Erscheinungen ähneln in schweren

Fällen sehr denen des Augentrippers. Die Uebertragung erfolgt durch das Sekret; es ist also bei der Pflege von an Hals- oder Nasendiphtherie Leidenden darauf zu achten, daß beim Husten nicht direkt Sekret ins Auge des Pflegers gelange.

Bezüglich der Diphtherieinfektion des Auges gilt ungefähr dasselbe, wie beim Augentripper.

3. Trachom (ägyptische Augenentzündung).

Für dieses gilt ungefähr dasselbe bezüglich Verhinderung einer Uebertragung wie für den Augentripper, d. h. schon durch Waschen mit Wasser werden mit Sekret beschmutzte Hände genügend gereinigt. Da das Trachom auch durch beschmutzte Kopfpolster, Handtücher u. *dgl.* übertragen werden kann, hat der Pfleger sorgfältig darauf zu sehen, daß kein von einem Trachomkranken benütztes Wäschestück von einem anderen Individuum gebraucht werde; bei starker Absonderung der Augen überhaupt müssen Gegenstände, welche der Trachomkranke mit beschmutzten Fingern berührt hat, gereinigt werden, bevor sie in die Hand anderer Kranker gelangen. Die Gefährlichkeit der Uebertragung des Trachoms geht der Größe der Absonderung der Augen beiläufig parallel. Das Trachom ist bezüglich der Uebertragungsmöglichkeit deshalb etwas gefährlicher, als die beiden vorhergenannten Infektionen, da man den Infektionserreger noch nicht kennt, also von seiner Eigenart noch keine Kenntnis hat.

Wie schon erwähnt, ist keine dieser drei Erkrankungen durch die Luft übertragbar, die Pflegepersonen sind also in keiner Weise gefährdet, wenn sie sich davor schützen, daß Sekret von Kranken in ihr Auge gelange. Jede dieser drei Erkrankungen kann durch Zerstörung der Hornhaut zur Erblindung führen.

VII. Kapitel.

Erste Hilfeleistung bei Augenverletzungen.

Die bei Verbrennungen, Verätzungen, Verletzungen
und Verwundungen des Auges notwendigen ersten Hilfe-
leistungen können hier natürlich nur in jenem Umfange
kurz erörtert werden, in dem sie der Nichtarzt bis zum
Eintreffen ärztlicher Hilfe auszuführen imstande ist. Im
allgemeinen ist der Grundsatz festzuhalten: Je weniger
bei der ersten Hilfeleistung am verletzten Auge
angerührt wird, um so besser für den Kranken.

1. Verbrennungen.

Es kommen hier (außer den gewerblichen) namentlich
Verbrennungen der Lider und der Augapfeloberfläche durch
Explosion, durch Uebergießung mit heißen Flüssigkeiten,
sowie Verbrennungen mit heißen Brennscheren, glimmenden
Zigarren und Zigarretten u. dgl. in Betracht. Bei Verbrennungen der Augenlider sind die bei Verbrennungen
überhaupt gebräuchlichen Maßnahmen zu ergreifen. Am
besten schmerzlindernd wirken Umschläge mit Hydrophilgaze, die in eine Mischung von Kalkwasser und Leinöl
getaucht sind; in Ermanglung derselben werden Hydrophilgazebäuschchen in Oel getränkt aufgelegt. Bei Verbrennungen des Augapfels soll auch Oel in die geöffnete
Lidspalte eingeträufelt und darüber dann ein Verband angelegt werden. Bei starken Schmerzen pflegen heiße Umschläge Linderung zu bringen: Ueber die ölgetränkten
Hydrophilgazebäuschchen werden mit einem Termophor
oder japanischen Glühkästchen oder in Ermangelung der-

selben mit trockenen heißen Tüchern Umschläge gemacht. Die Entfernung von anhaftenden Pulverkörnchen, Kohlenteilchen u. dgl., bei Explosionen muß dem Arzte überlassen werden. Natürlich ist es auch hier sehr wichtig, daß man nur mit gereinigten Händen arbeitet.

2. Verätzungen.

Außer den gewerblichen Verätzungen mit ätzenden Dämpfen kommen am häufigsten Verätzungen mit Essigsäure, Salzsäure (Verwechslung von Augentropfen mit Magentropfen! s. S. 18), Schwefelsäure, Vitriol (Eifersuchtsattentate), Lauge, Karbolsäure, Lysollösung, ungelöschtem Kalk vor. In allen Fällen ist, wenn zur Verfügung, zuerst strömendes Wasser anzuwenden: Am besten hält der Kranke den Kopf unter die Wasserleitung und man läßt das Wasser zuerst im Strahl über die geschlossenen Lider, dann unter vorsichtiger Oeffnung der Lidspalte überfließen oder man läßt den Kranken den Kopf in eine große Schüssel mit Wasser tauchen und das Gesicht darin heftig hin- und herbewegen. Lauwarmes Wasser ist, außer bei Schwefelsäure, Vitriol und Kalk, wo bei der Berührung mit wenig Wasser Erhitzung eintritt, dem kalten vorzuziehen.

So schädlich Anwendung von wenig Wasser bei gewissen Verätzungen z. B. Schwefelsäure-, Kalkverätzung ist, so nützlich ist die Anwendung großer Wassermengen. Ist die Verätzung mit einer Säure erfolgt, so ist ein Zusatz von Speisesoda, bei Verätzung mit Laugen von einigen Tropfen Essig zum Wasser zu empfehlen. Entscheidend ist immer die Anwendung von Wasser in großen Mengen, wenn möglich strömend!

In allen Fällen ist dann darnach die Anwendung von Milch oder Oel in Form von reichlichen Einträufelungen in die Lidspalte oder Auflegen auf die Lider mit Hydrophilgazebäuschchen zu empfehlen. Besonders bei Verätzungen

mit Säuren ist frische Milch, welche gleichzeitig die Säure
neutralisiert und wegen ihres Fettgehaltes die wunden
Stellen deckt, also Verklebungen des Augapfels mit den
Augenlidern verhindert, am meisten zu empfehlen, wohl
auch aus dem Grunde, weil sie meist in genügender Menge
zur Hand ist. Ungefähr dasselbe gilt von Oeleinträufe-
lungen. Bei Säure- oder Alkaliverätzung ist die Raschheit
der ersten Hilfeleistung häufig für das Schicksal des Auges
entscheidend.

Zu erwähnen ist noch die Verätzung mit Rotkali-
kristallen, die möglichst mit einem in Oel getauchten Tupfer
zu entfernen oder mit strömendem Wasser aufzulösen sind.

3. Fremdkörperverletzungen und Verwundungen.

Oberster Grundsatz muß hier sein, daran zu denken,
daß neben einem oberflächlich sitzenden Fremdkörper ein
zweiter, wie das nicht so selten vorkommt, gleichzeitig in
den Augapfel eingedrungen sein kann. Es ist also unter
allen Umständen, auch wenn der oberflächliche
Fremdkörper allenfalls schon bei der ersten Hilfeleistung entfernt werden kann, der Verletzte dem
Augenarzte noch vorzustellen. Sind Staubkörner,
Kohlensplitter o. dgl. mit geringer Gewalt ins Auge gekommen, so kann der Pfleger, wenn ärztliche Hilfe nicht
zugegen ist, nachsehen, ob der Fremdkörper, wie dies am
häufigsten der Fall ist, unter dem oberen Lide sitzt, indem
er das Lid umstülpt und mit einem sterilen Gazebäuschchen
oder vollständig reinem Taschentuch den sichtbaren Fremdkörper abstreift. Sitzt der Fremdkörper in der Hornhaut,
so soll ihn nur der Arzt entfernen.

Besondere Sorgfalt ist bei Glassplitterverletzung (z. B.
durch ein zerbrochenes Augenglas) notwendig, da bei jeder
Augenbewegung ein in den Bindehautsack oder in den
Augapfel gelangter Glassplitter hochgradige Schädigung

des Auges bewirken kann. Im Augapfel selbst sitzende Splitter, die zum Teil in die Augenhöhle eingedrungen sind, sollen unter keinen Umständen angerührt werden, da sie bei ungeschicktem Gebahren in das Auge hineingedrückt werden können. Ein locker sitzender Verband über beide Augen und vollkommene Ruhe ist bis zur Ankunft des Arztes notwendig. Dasselbe Vorgehen ist am Platze, wenn größere Fremdkörper durch die Augenlider oder durch die Lidspalte in die Augenhöhle oder den Augapfel eingedrungen sind.

Bei blutigen Verletzungen der Lider und des Augapfels ist sofort ein steriler Verband anzulegen. Daß hier alle die Gesetze der Reinlichkeit, die aus der allgemeinen Verwundetenpflege bekannt sind, doppelt genau einzuhalten sind, ist mit Rücksicht auf die Zartheit der Augengewebe wohl selbstverständlich. Nur bei leichten Verletzungen ist das verletzte Auge allein zu verbinden. Bei allen schweren Verletzungen, Zerreißungen der Lider u. dgl., sowie vorzugsweise dann, wenn auch gleichzeitig der Augapfel verletzt ist, ist, wenn anders möglich, ein Verband über beide Augen anzulegen. Waschungen mit Wasser oder antiseptischen Lösungen sind unter allen Umständen zu unterlassen. Findet eine starke Blutung statt, so ist der Rollbindenverband unter starkem Drucke anzulegen. Druck ist zu vermeiden, wenn gleichzeitig auch der Augapfel verletzt, die harte Augenhaut oder Hornhaut durchtrennt ist. Bei starken Schmerzen kann bis zur Ankunft des Arztes über den sterilen Verband ein Eisbeutel aufgelegt werden; jedenfalls ist bei derartigen Verletzungen ein ruhiges Verhalten der Kranken notwendig, wie es oben (Seite 44 ff.) geschildert wurde.